RÉPONSE

AU PAMPHLET

LES MÉDECINS DÉVOILÉS

PAR

L. COUTURIER.

Calomnions calomnions !
Il en reste toujours quelque chose.

SOMMAIRE.

Les **Médecins** et les **Guérisseurs**. — Les **Etudiants** et la **Polka**. — Le **Congrès médical**. — Le médecin de **Bicêtre** et l'**Immatérialité** de l'âme. — Les **Remèdes secrets**. — La **Médeciné Raspail** en police correctionnelle. — Effets du **Camphre** dans la **nymphomanie**. — La **Médecine Leroy**. — Des traitements par le **Magnétisme**. — Effet du **Magnétisme** sur les jeunes filles; — sur les femmes. — Suppression des **Herboristes**. — Les **Maladies des femmes**. — Suppression des **Sages-Femmes**. — Expulsion des hôpitaux des **Sœurs de la charité**. — Les **Pharmaciens**. — Les **Vétérinaires** empoisonnent-ils lentement le genre humain en traitant les animaux avec l'**Arsenic** ? Nouveau jour sur le **Procès Lafarge**.

PRIX **50** CENTIMES.

PARIS,

MOQUET, LIBRAIRE-ÉDITEUR,

COUR DE ROHAN, 3, PASSAGE DU COMMERCE.

—

1846

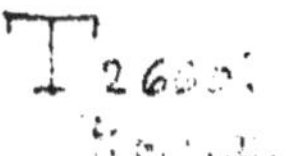

RÉPONSE

AU PAMPHLET

LES MÉDECINS DÉVOILÉS.

Un pamphlet répandu à profusion dans la capitale, émet des idées si pernicieuses à la santé publique, que, malgré le peu d'influence que puisse avoir un semblable écrit, il est bon de relever ces erreurs.

Après avoir lu ce factum, on se demande encore ce qu'a voulu l'auteur ; car on a peine à saisir un raisonnement, si toutefois il y a un raisonnement, dans cette publication. Au milieu de ce fatras, de ces périodes baroques où l'on croit reconnaître parfois le faire de quelque obscur romancier, au milieu de ces idées sans suite, et qu'on a pris encore le soin de disloquer en séparant chaque phrase par un intervalle ridicule, on suppose que l'intention de l'auteur est de faire l'apologie des guérisseurs, l'apologie de l'ignorance et de l'empirisme. Selon lui, la première condition, la condition indispensable pour guérir les autres, est de ne rien savoir en médecine, de ne jamais

1846

avoir étudié cette science. Il condamne irrévocablement à mort tout malade qui consulte un médecin, qui suit un remède du *Codex* ; mais en revanche il guérit sans le moindre doute et d'une manière assurée tout malade qui s'abandonne aveuglément à un guérisseur sans diplôme. A ces derniers malades, selon lui, non seulement la guérison, mais presque l'immortalité, est assurée.

Et de nos jours, en plein dix-neuvième siècle, on a l'impudeur de présenter de tels arguments, de donner de tels conseils ! L'expérience de tous les jours ne prouve-t-elle pas les suites funestes de la négligence qu'un malade met à consulter un homme instruit ? Et les cas les plus horribles. ces effrayantes maladies, ces ulcères désespérants dont la marche envahissante ne peut être arrêtée par les remèdes les plus énergiques , et dont les hôpitaux offrent tant d'exemples , ne sont-ils pas causés par le traitement intempestif des guérisseurs et des empiriques ?

Mais ce dont on ne saurait trop blâmer l'auteur, à part la fausseté de ses principes, c'est le ton d'âpre sarcasme, et même , qu'on me passe le mot, de grossière animosité avec lequel il attaque les médecins , ce corps honorable que des études longues et consciencieuses qui ont souvent épuisé un petit patrimoine ; que des sacrifices et des privations de tout genre ne conduisent le plus souvent qu'à une existence moins que modeste ; car en comparant le sort des médecins avec celui des autres professions libérales , on voit avec peine l'exiguité de leurs bénéfices.

En effet, l'avocat, l'avoué, le notaire n'ouvrent jamais la bouche sans avoir fait consigner leurs honoraires ; pour les médecins il n'en est, pas de même. Eux dont on ne respecte pas même le repos ; eux que l'on s'impatiente de ne pas voir arriver à la minute ; eux qu'au moment de la maladie on bénissait, à qui on aurait tout donné, on s'étonne, quand on est guéri, qu'ils pensent à demander l'indemnité de leurs soins. Cette dette est toujours la dernière qu'on paye.

Et cependant la critique et la plaisanterie auront toujours un large thème à exploiter sur la médecine, car les médecins ont affaire à une adversaire invincible, et que tous les progrès de la science ne parviendront jamais à évincer; cette adversaire, c'est la mort.

L'auteur de la brochure s'évertue beaucoup sur les mœurs plus ou moins excentriques des étudiants, qui, d'après lui, passent dans les orgies de la Chaumière et du Prado le temps de leurs études, et pensent plutôt, selon sa noble expression, à polker qu'à étudier. Sans doute, il est déplorable qu'il se rencontre de fâcheuses exceptions parmi les étudiants ; mais, hâtons-nous de le dire, ce sont aujourd'hui des exceptions qui deviennent de plus en plus rares. Non, ce n'est pas dans les estaminets, ce n'est pas dans les orgies honteuses, où tout le monde, le commis, l'employé, l'ouvrier même usurpe le nom d'étudiant ; ce n'est pas là qu'il faut voir les étudiants, pas plus qu'il ne faut voir la société dans les prisons ou dans les bagnes, ou les mœurs du jour dans la *Gazette des Tribunaux*. Voyez la foule immense qui se presse silencieuse aux cours des professeurs ! Voyez cette jeunesse studieuse qui, dès l'aube du jour, encombre les hôpitaux, et saisit d'une oreille avide la parole du maître au lit du malade; voyez dans les amphithéâtres, autour des tables de dissection ! Voyez dans les hôpitaux que de soins assidus, que d'attentions empressées ne reçoivent pas de pauvres malades qui en conservent longtemps un souvenir reconnaissant : c'est là qu'il faut chercher les étudiants, les véritables étudiants.

Et combien ne succombent pas à la tâche ! Combien ne puisent pas, dans ces travaux, un germe de mort ! Que de familles ne pleurent pas chaque année quelque sujet emporté par l'ardeur du travail, et que la mort arrache à la tendresse d'un père, d'une mère, aux espérances de la science, à l'amitié de leurs maîtres et de leurs condisciples, à l'auréole de gloire dont leur jeune front commençait à s'orner !

Revenons à notre pamphlet.

L'injure, la calomnie, sont les grands moyens de l'auteur. Il attaque le congrès médical et lui fait dire ce qu'il n'a pas dit ; le gratifie de propositions absurdes, absolument contraires à celles qu'il a émises. Ainsi, à propos des études médicales, le congrès, pour donner plus de garanties de savoir et de capacité au corps des médecins, entre autres réformes, demande la suppression des grades inférieurs, tels que les officiers de santé, dont les études n'étant pas aussi complètes, pouvaient être, dans beaucoup de cas, insuffisantes. L'auteur de la brochure, après avoir prouvé à sa manière que la médecine n'est pas une science, se plaint amèrement de la manière dont elle est étudiée. Mais, de grâce, M. Duhaut, si la médecine n'est pas une science, qu'est-ce donc? Si la médecine n'est pas une science, pourquoi l'étudier? Pourquoi déblatérer sur la manière dont on l'enseigne? Pourquoi formuler votre méthode d'enseignement?

Mais laissons les diatribes injurieuses qui forment la plus grande partie de l'ouvrage ; je m'abstiendrai d'y ré-

poudre; l'injure est une arme indigne de celui qui croit
défendre la vérité.

Dès l'abord, l'auteur émet d'un ton tranchant une proposition toute philosophique et sur laquelle on a écrit
beaucoup de gros volumes que je n'ai pas lus, et que je
ne lirai pas : « Chacun de nous, dit-il, a le droit de se po-
« ser ce principe incontestable : MA VIE M'APPARTIENT », et
faisant de belles phrases sur ce vaste sujet, il en tire la
conclusion que l'homme peut disposer de son existence.
Et cet écrivain, qui affecte parfois des sentiments religieux outrés, se trouve en contradiction ouverte avec la
loi de l'Evangile qui défend à l'homme de disposer de sa
vie, et lui ordonne de rester sur la terre pour accomplir
un devoir mystérieux à travers toutes les misères de ce
monde.

Au milieu de plaisanteries grossières sur M. Rochoux,
médecin distingué de Bicêtre, plaisanteries qu'il mêle à
une sortie religieuse à propos de l'immatérialité de l'âme,
l'auteur pour nous prouver cette immatérialité, nous cite
toute une page du catéchisme. Nous avons une âme, selon lui, parce que tout le monde le dit, et parce que nous
agissons et que nos organes obéissent à notre volonté.
Pauvre auteur! lui si religieux, il aurait bien mieux fait
de ne pas chercher à raisonner sur cette question, sur-
tout pour la traiter d'une manière si piteuse! L'homme
vraiment religieux croit, et ferme les yeux, sans vouloir
porter un regard scrutateur sur un mystère qu'il n'est pas
donné à la raison humaine d'approfondir. On pourrait
lui répondre en deux mots que les animaux marchent, et
que leurs organes obéissent aussi à leur volonté, et cependant prétendra-t-on qu'ils aient une âme? Et tous les

êtres vivants ne sont-ils pas formés sur un plan unique? Ne pouvons-nous pas dire avec Newton, qui, méditant un jour sur l'harmonie et la simplicité des lois qui régissent l'univers, s'écriait : « Je n'en puis douter ! les animaux « sont tous soumis au même mode d'uniformité ! »

L'homme dans le sein maternel, ne passe-t-il pas de l'infusoire au têtard, du têtard au batracien, du batracien à l'ornithorinque, de l'oiseau au mammifère, du mammifère au quadrumane pour revêtir enfin la forme humaine (1)?

A Dieu ne plaise qu'on voie dans ces lignes des pensées irreligieuses! Les idées de la sagesse et de l'omnipotence du créateur se lient à chaque recherche scientifique, à toute contemplation des merveilles de la nature. Leibnitz n'était pas un impie, lui, qui ramassait un insecte sur la terre, et au lieu de l'écraser sous ses pieds, le déposait sur l'herbe en admirant l'œuvre du créateur! Non, ce que nous disons ici n'est pas une insulte à celui qui régit les êtres organisés comme il régit les masses des planètes à travers les espaces infinis. Mais comment notre âme immatérielle ne peut-elle exister sans organes? Cette âme naît avec notre corps; elle en suit la progression et la décadence. L'enfant pense à peine, et ce n'est qu'à l'âge

---

(1) Un ouvrage très-intéressant sur les tranformations et les bizarreries de la nature, est sans contredit : l'*Histoire des Métamorphoses humaines*, par DEBAY. Ce livre curieux renferme tout un Traité de Physiologie que les gens du monde et même les savants lisent avec le plus grand intérêt. — 1 fort vol. gr. in-18, prix : 3 f. 50 c., chez MOQUET, libraire, Cour de Rohan, 3, passage du Commerce.

mûr, et quand ses organes sont développés, que l'homme jouit véritablement, encore quand il est en santé, de toutes ses facultés intellectuelles ; ces facultés déclinent chez le vieillard ; elles s'annulent presque chez le mourant, et cessent à la mort. Et cette âme immatérielle est influencée par les maladies corporelles ; une indisposition du corps, une chute portent à cette essence inaltérable qui nous anime des atteintes terribles. Ces accidents tout matériels enlèvent aux uns le jugement, aux autres la mémoire, aux autres l'instinct même de la conservation ; toujours nous voyons l'âme soumise aux éventualités de la matière ; toujours elle partage ses souffrances, ses altérations, ses maladies.

Mais abandonnons ces vastes questions de métaphysique. Celui qui a dit au flot de la mer : «Tu n'iras pas plus loin », a fixé aussi à l'esprit humain certaines limites qu'il ne peut dépasser.

L'auteur se récrie contre les mesures prohibitives qui sont prises contre les remèdes secrets ; il voudrait qu'il fût permis à chacun d'exploiter son remède, comme tout malade peut se traiter à sa manière. Et il tombe à ce sujet dans une foule d'erreurs. En effet, les remèdes secrets ne sont pas prohibés ; seulement les inventeurs de ces remèdes sont soumis à certaines obligations que la santé publique rendait indispensables. Cette crainte des remèdes secrets, crainte qu'on ne saurait trop approuver, a donné lieu à une disposition toute particulière de la dernière loi sur les brevets d'invention, qui interdit le droit de brevet d'invention pour les produits pharmaceutiques et pour les remèdes de toute espèce. Pour que les inventeurs de ces remèdes obtiennent l'autorisation de les débiter, il faut qu'ils en remettent la recette au ministre de l'intérieur, en y joignant le nom des maladies auxquelles ils sont applicables, et les expériences qui en ont prouvé l'efficacité. Une commission nommée par le ministre examine la composition du remède et paye le prix dû à l'inventeur pour sa découverte, si cette découverte est jugée bonne et utile à l'humanité. Si l'inventeur a des réclamations à faire contre la décision de la commission, le ministre en nomme une seconde qui examine le travail de la commission précédente, entend les observations de l'inventeur, et rend une nouvelle décision (1).

Il est donc clair que les remèdes secrets ne sont prohibés qu'autant que leurs inventeurs veulent se soustraire aux prescriptions de la loi.

A propos des remèdes secrets, l'auteur s'extasie sur les succès de la médecine camphrée *dite Raspail*.

Cependant ce n'est pas un remède secret, ni un remède nouveau que la médication par le camphre. Depuis longtemps on a reconnu les propriétés efficaces de cette substance. On l'a employée avec plus ou moins de succès dans une foule de maladies ; on l'a employée comme diaphorétique, comme anti-septique, comme anti-spasmodique, notamment pour apaiser les fureurs de la nymphomanie; et c'est dans ce but qu'on en a fait souvent usage, dans les

---

(1) Voir *Lois sur les Brevets d'Invention*, avec un excellent Commentaire, par H. VIDAL, où sont aplanies toutes les difficultés de la loi, Circulaire du Ministre du commerce pour l'exécution de la loi; Modèles de demandes de brevets. — In-18, prix: 50 c., chez MOQUET, libraire, Cour de Rohan, 3, passage du Commerce.

couvents, les séminaires, les maisons d'éducation, pour affaiblir les penchants libidineux de la jeunesse et les malheureuses habitudes de la masturbation ; mais on lui a reproché d'éteindre la faculté procréatrice. Le camphre a été administré dans une foule d'affections ; l'incertitude de ses effets a fait renoncer à l'usage fréquent qu'on en faisait autrefois. Appliquée à toutes les maladies indistinctement, la médication Raspail n'est que ridicule, pour nous servir d'une expression polie. Elle n'est qu'une longue dérision. Elle ne donne pas la mort, à moins que quelque disciple trop fervent n'outrepasse les prescriptions du maître et ne prenne le camphre à la dose de 8 à 15 gr. Dans ce cas il serait un poison qui pourrait être mortel. L'autorité n'avait pas à intervenir dans l'emploi de ce remède à cause de son innocuité (1) ; elle a pensé sagement que cette élucubration médicale succomberait sous le ridicule. C'est ce qui est déjà arrivé, au grand détriment des marchands de cigarettes et autres joujous de cette espèce.

La *médecine Leroy* est encore l'objet des louanges de notre pamphlétaire. Cette fois, ce remède n'est pas aussi innocent que la médication camphrée. Il est composé de quatre substances purgatives des plus violentes ; dans quelques cas, il est vrai, donnée à des doses très-fractionnées, la médecine Leroy peut rendre des services ; mais vouloir l'employer pour la guérison de toutes les maladies, c'est vouer à une mort certaine, comme on en a

---

(1) Cependant M. Raspail, qui n'est pas médecin, et qui donnait des consultations , pour lesquelles il exigeait parfois jusqu'à 20 fr., a été condamné par la police correct. (audience du 19 mai 1846), pour exercice illégal de la médecine.

malheureusement de trop nombreux exemples, les per
sonnes crédules qui suivent ces conseils dictés par l'ignorance ou la cupidité. L'autorité devait donc prohiber ce
dangereux remède.

Enfin l'auteur arrive au magnétisme, et c'est là qu'il
délire plus que jamais; il veut allier la médecine au magnétisme, contrairement à l'opinion des plus chauds par-
tisans du magnétisme qui nient énergiquement la possi-
bilité de son alliance avec la médecine. Broussais disait :
Si le magnétisme était vrai , la médecine serait une
absurdité. Notre pamphlétaire voudrait qu'on l'employât
dans toutes les maladies. Il voit dans le magnétisme la
seule médecine des temps les plus anciens ; c'est encore
au magnétisme qu'il attribue les guérisons miraculeuses
opérées dans les premiers jours du christianisme. « A
« chaque page de l'Evangile, s'écrie-t-il, on trouve cette
« phrase : Il lui imposa les mains et il fut guéri. Or ces
« mains imposées sur le front des créatures souffrantes ,
« qu'était-ce autre chose que le magnétisme? » Tel ne
devrait pas être le langage d'un homme qui affecte tant
de sentiments religieux , et qui ne devrait voir dans ces
guérisons que des miracles opérés par la toute-puissance
de Dieu. Sans doute on peut reconnaître quelques traces
de magnétisme dans les pratiques secrètes des prêtres d'Isis
en Egypte ; chez les Grecs, dont les prêtres employaient
pour la guérison des maladies des procédés magiques ;
chez les sybilles romaines ; chez les druidesses gauloises
qui jouissaient d'une confiance sans bornes. Le moyen-
âge aussi a offert des guérisons miraculeuses qu'on attribue aux remèdes indiqués par des somnambules. Dans le
siècle dernier , de nos jours , on a fait de nouvelles

expériences, et c'est de cette époque que date vraiment la naissance du magnétisme. On n'a pas oublié les jongleries à l'aide desquelles Mesmer, médecin de la faculté de Vienne, élève de Van Swiéten, qui n'avait trouvé sur les bords d'outre-Rhin que des incrédules, excita en France, en 1778, un enthousiasme effréné. Mesmer, en examinant l'influence de l'aimant (magnes) sur le fer, avait pensé qu'il existait entre les corps humains une influence réciproque qu'il comparait à celle de l'aimant. Il nomma cette influence *magnétisme*. Quoique Mesmer ait eu pour clients tout ce qu'il y avait d'élégant à la cour de Louis XVI, et que tous les grands seigneurs vinssent se ranger autour de son *baquet* (1), il ne retira guère de son système que des bénéfices pécuniaires assez importants ; mais son idée, toute lumineuse qu'elle pût être, fut regardée comme une rêverie. Depuis Mesmer, de nouvelles et sérieuses études ont été faites. Le mystère, le merveilleux, les résultats miraculeux du magnétisme, ont depuis quelque temps excité chez les uns une foi ardente et chez les autres un sourire d'incrédulité. Quoi qu'il en soit, on peut dire que le magnétisme n'a que des

---

(1) **Le *baquet*** dont on sert pour le magnétisme, est une caisse de bois, d'une forme quelconque, haute d'un demi-mètre environ, dont le fonds est isolé du sol, auquel touchent seulement les parties latérales de la caisse. Des bouteilles d'eau magnétisée sont rangées les unes sur les autres, dans l'intérieur du baquet. Le bouchon de chacune de ces bouteilles, est traversé par une tige de fer, qui s'élève au-dessus du baquet, en passant par le couvercle. C'est sur l'extrémité de ces branches que s'appuient les personnes soumises à la magnétisation. Les baquets sont aujourd'hui fort peu usités.

prescriptions très-incertaines, et qu'en bonne conscience on doit plaindre sincèrement les pauvres malades que le magnétisme seul pourrait sauver !

Du reste, l'application du magnétisme n'est pas toujours sans danger. On a vu beaucoup d'adeptes tomber autour du baquet dans des spasmes, des convulsions, des angoisses qui laissaient des traces profondes. N'a-t-on pas vu le magnétisme produire la folie chez des jeunes personnes à l'âge de la puberté, et chez des femmes à l'époque de la suppression des règles !

Et puis comment un homme aussi religieux que M. Dehaut peut-il demander l'application du magnétisme ? Ne sait-il pas que les relations intimes que le magnétisme établit entre deux individus donnent à l'un une puissance absolue et sans limites sur l'être entier, sur le corps et l'âme de l'autre, qui, paralysé dans ses organes, dans ses membres, est irrésistiblement forcé de céder à son instigation dans tous les actes physiques ? Et dans ces moments d'extase, de spasme, où le magnétisme porte toutes les facultés instinctives à un point d'exubérance et d'érétisme suprême, quelles monstrueuses idées peuvent surgir dans un cœur dépravé, qui s'abandonnerait à ses instincts brutaux ! On peut dire, avec une fatale certitude, que le magnétisme portera un jour la flétrissure et la désolation dans plus d'une famille (1).

---

(1) Les lecteurs qui désireraient avoir une connaissance complète du magnétisme et de son influence dans le traitement des maladies, pourront consulter les *Mystères du Sommeil et du Magnétisme*, par Debay, ouvrage très-curieux, arrivé en peu de temps à sa 4ᵉ édition. — 1 vol. gr. in-18, prix : 2 fr., chez Moquet, libraire,

Que prétend l'auteur du pamphlet, à la page **23**, quand il dit que le congrès réclame pour le médecin le corps de celui qu'il vient de tuer? Ce passage est pour le moins inintelligible. Voudrait-il faire croire que le médecin demande le droit d'ouvrir le cadavre de toutes les personnes qui ont succombé, droit qu'il exercerait malgré la famille du défunt? Je n'en serais pas surpris : ce serait couronner dignement ce chef-d'œuvre de déraison.

Vraiment on ne sait que penser quand on voit l'auteur affirmer impudemment que le congrès demande la suppression des herboristes? Le congrès veut si peu les supprimer qu'il a rédigé l'article suivant : « La vente des « plantes médicinales indigènes non vénéneuses, pourra « être permise aux herboristes; de même un certain « nombre de substances ou compositions, qui, bien que « comprises par le *Codex*, pourront être vendues par « tous autres que les pharmaciens. »

Infâme calomnie! L'auteur prétend que le congrès demande qu'on chasse les religieuses des hôpitaux. Qui a jamais mis en doute le dévouement des sœurs de charité? Les cœurs les plus froids payent un tribut de vénération à ces femmes qui, se consacrant au service des pauvres et des malades, supportent les fatigues, les dégoûts et même les injures pour épargner une souffrance à celui qui va mourir. Elles savent employer la patience pour guérir les maladies du corps, et l'espérance pour adoucir celles de l'âme. « Etres faibles, comme l'a dit éloquem-

---

Cour de Rohan, 3, passage du Commerce, quartier de l'École de médecine.

« ment M. Droz, qui pratiquez des vertus si touchantes,
« vous avez raison d'espérer les récompenses du Ciel ;
« elles seules sont dignes de vos âmes pures. Vous ne
« semblez descendues sur la terre que pour y remplir une
« mission céleste, et retourner ensuite dans votre patrie ! »

Tout le monde admire les sœurs de charité ; mais enfin ces âmes si pures , si désintéressées, peuvent-elles voir du même œil le malade catholique et le malade israélite ou protestant ? Sans doute, elles leur prodigueront les mêmes soins ; mais des idées de prosélytisme ne se mêleront-elles pas à ces soins, et pourront-elles voir mourir ces pauvres damnés sans tenter leur conversion ?

Il faut avoir une grande force d'âme pour faire taire les préventions involontaires qui peuvent naître dans ces cœurs si religieux. Il ne faut pas avoir fréquenté beaucoup les hôpitaux pour voir qu'il y a sur ce point des modifications importantes à introduire. Du reste, jamais le congrès n'a demandé l'expulsion des religieuses. Il veut seulement qu'on interdise la vente au dehors des médicaments qu'on trouve dans les pharmacies des hôpitaux. Ces précautions sont justifiées par une foule d'erreurs qui, malheureusement, ont causé la mort de beaucoup de personnes. Il y a quelques mois à peine que les journaux de Lyon, je crois, annonçaient un fait de ce genre occasionné par l'ignorance d'une sœur de charité qui, croyant donner un purgatif doux, avait fourni un poison violent , qui tua instantanément le malheureux malade. La demande du congrès ne peut qu'être approuvée par toutes les personnes sensées.

Un fait incontestable, c'est que la plupart des maladies dont les femmes sont affectées n'ont d'autre cause que les suites d'accouchement négligées. Il était donc important de surveiller cette partie de la chirurgie. Aussi le congrès a-t-il demandé que les sages-femmes, au lieu d'une année d'études, fussent obligées de consacrer deux années à leur éducation obstétricale, et qu'elles justifiassent d'une bonne instruction primaire. Les opérations, excepté la saignée et la vaccination, doivent leur être interdites. A ce sujet, notre auteur, véritable don Quichotte, mettant lance en arrêt pour la défense du beau-sexe, s'écrie que les médecins veulent accaparer le monopole des accouchements, et supprimer les sages-femmes. Et il s'apitoie sur le sort des pauvres accouchées d'une manière vraiment touchante, et qui prouve qu'il a l'âme très-sensible.

Mais vraiment nous sommes ridicules de prendre au sérieux le livre de M. Dehaut! Son burlesque courroux contre les médecins devrait plutôt exciter le rire qu'autre chose.

Il faut avouer qu'il a entrepris une rude tâche et digne vraiment de toute la profondeur de ses vues philosophiques, de la solidité de ses raisonnements; il s'agissait de faire rentrer dans la poussière *cette race infâme de bourreaux*, ces *vils égorgeurs de sang-froid*, ces *fléaux de l'humanité*, ces..... médecins, pour tout dire en un mot. Oui, vous êtes des médecins, et que cette épithète soit accollée à votre nom comme une flétrissure qui vous fasse prendre en horreur aux peuples présents et à venir. Ah, ah! messieurs les *matérialistes*, vous croyez que vous aurez toujours affaire à des hommes aussi polis, aussi religieux (la religion est une belle chose!), aussi charitables que M. Dehaut! Honte sur vous, la charité n'est pas faite pour les payens et les Philistins : arrière, vous sentez le roussi de l'Enfer. *Vade retrò, Satanas !*

Mais que Dieu me pardonne cette digression et prolonge ma vie des quelques minutes que j'ai perdues pour vous.

Ah! je respire enfin : de ce cloaque impur qu'on appelle la médecine, je passe dans une atmosphère où mes sens sont voluptueusement frappés d'un parfum scientifique. Si vous n'étiez pas trop ignares pour comprendre ce sublime auteur; si de votre fange il vous était permis de lever la tête vers lui, je m'abaisserais jusqu'à vous dire : Médecins que vous êtes, suivez ses raisonnements sur la transmission de l'arsenic, sur l'empoisonnement que vous et vos congénères, les vétérinaires (autres scélérats dignes du bûcher) employez constamment pour la destruction de tous les êtres vivants. Je ne trouve à cela qu'un défaut, c'est que l'auteur, toujours dans sa charité, dans son ardeur religieuse, a trop adouci les traits. Qu'il veuille bien me permettre de le lui dire : il est resté au-dessous de la vérité dans ses considérations sur la transmission du poison, et, pour preuve, je vais prendre la liberté de lui faire connaître une espèce d'histoire dont je ne garantirai pas l'authenticité, attendu que je la tiens d'un de ces infâmes médecins dont j'avais le malheur d'être l'ami avant que la charitable brochure de M. Dehaut eût fait tomber l'écaille de mes yeux.

Dans la banlieue de Paris, un fermier avait eu l'absurdité, pour préserver le grain destiné aux semences, de le chauler avec partie de chaux et partie d'acide arsénieux. On l'avait déposé provisoirement dans une chambre

où les souris abondaient, et ces malheureux animaux,
affamés par un long jeûne, s'inquiétèrent peu de la mani-
pulation qui avait eu lieu ; ils en dévorèrent une certaine
quantité, quand, au milieu de ce repas qu'ils trouvaient
délicieux, survint un maître chat. Il en croqua trois ou
quatre pour leur apprendre à vivre. Mais, ô sort cruel !
le pauvre chat ressentit bientôt à son tour les effets du
poison qui brûlait ses entrailles ; une soif d'Africain le
saisit. Il se roula dans une mare de boue, espérant calmer
ses souffrances; mais le poison agissant toujours, il per-
dit la tête et se précipita dans la première maison qu'il
trouva ouverte devant lui. Ce fut celle du Véry de l'endroit qui, selon l'usage des campagnes, cumulait plusieurs
états, entre autres celui de laitier et de fabricant de fro-
mages. Au milieu de la cuisine étaient trois jattes pleines
l'une de lait, l'autre d'eau, la troisième d'un mélange
d'eau de son et de cervelles broyées , enfin tout ce qu'il
fallait pour *fabriquer* le lait *pur* destiné à la consomma-
tion de ces bons hommes de Parisiens. Des trois blancs
liquides qui se présentaient devant lui, l'instinct ou le
hasard lui fit choisir le plus doux; il se précipita dans la
jatte au lait. C'est là qu'il se baignait avec toute l'ardeur
que donnent les convulsions, lorsque le fricotteur en chef
arriva en se grattant l'oreille et faisant tourner sur sa tête
son crasseux bonnet de coton. Vous dépeindre la grimace
que fit notre homme n'entre point dans mon but. La
fureur contracta d'abord les traits de son visage; mais ce
mouvement passa, rapide comme l'éclair, et un observa-
teur attentif eût pu démêler, sur cette mine refrognée,
l'expression d'une satisfaction intérieure. Quoi qu'il en soit

notre homme s'empara du grand couteau de cuisine , et
coupa bravement le cou du pauvre chat ; puis, l'empoi-
gnant par le tronc, il l'écorcha rapidement, et repoussant
sur la table ses membres palpitants, il prit la peau et
s'élança d'un air triomphant dans la chambre voisine.
Sur un lit entouré de quatre ou cinq commères gisait la
femme de notre gargotier, atteinte d'une fluxion de poitrine : à la vue du maître, la dépouille féline à la main,
le cercle féminin fit entendre un cri de joie, et sur les
lèvres de la malade même on vit un léger sourire de
satisfaction. Mais, allez-vous me dire, pressé que vous
êtes, qu'a donc de commun ce chat avec la fluxion de poitrine en question? Attendez un instant , vous allez le
savoir. Les susdites commères, femmes imbues des bons
principes, s'étaient opposées à ce qu'on appelât le médecin
de l'endroit et s'étaient au contraire adressées à une som-
nambule qui avait prescrit , pour toute médication ,
d'étendre sur le ventre de la femme un peau de chat
écorché vivant, et de la renouveler de temps en temps
jusqu'à parfaite guérison. Déjà tous les chats de la maison
et du voisinage avaient payé leur tribut, et notre cuisinier ne savait à quel saint se vouer pour s'en procurer
d'autres ; c'est ce qui explique sa mauvaise humeur lorsqu'il entra dans sa cuisine, et l'éclair de joie qui illumina
son visage lorsqu'il aperçut le chat se débattant dans la
jatte au lait.

Enfin la peau fut méthodiquement appliquée selon les
prescriptions du magnétisme, et notre homme enchanté
revint à son atelier. La vue de son lait à qui le sang versé
avait donné la couleur de ce chocolat qu'on distribue aux
maçons sur le Pont-au-Change ou au marché des Inno-

cents, et sur lequel surnageait la tête de la victime dont les yeux grimaçaient encore, fit pousser un long soupir au pauvre fricoteur. La dépouille de ce satané chat me coûtera cher, se disait-il à lui-même, lorsqu'il aperçut sur la table les membres gras et potelés de la victime. Justement l'épicier du village, promu récemment au grade d'officier dans la garde nationale, grâce au zèle de quelques amis, afin de leur témoigner sa reconnaissance, avait commandé ce jour-là une excellente gibelotte. Vous devinez le reste : à l'instar de ses confrères de Paris, notre homme se mit à ses fourneaux, et le chat fit les frais de la cuisine. Je dois à la vérité de dire que jamais gibelotte plus appétissante n'était sortie de ses mains ; aussi fut-il complimenté à outrance par les valeureux guerriers. Mais hélas, cent fois hélas ! le soir même, ils étaient allés rejoindre les ombres de leurs pères. Grande rumeur dans le village : les autorités s'en émurent, on fit procéder à l'ouverture des corps et un infâme médecin trouva dans leur estomac de l'arsenic en quantité plus que suffisante pour produire la mort. Or, se dit M. le maire,—comme de juste, le plus érudit du village, — s'ils ont déjeuné copieusement chez le sieur ***, ce ne peut être que là qu'ils ont été empoisonnés ; et vite les gendarmes furent dépêchés avec ordre d'arrêter le prévenu. Ils arrivaient au moment où la femme à la peau de chat venait de rendre le dernier soupir. Nouvelle complication ! s'il a empoisonné les illustres soutiens de *l'ordre public et de la liberté,* pourquoi n'aurait-il pas empoisonné sa femme, le gueusard ? Nouvelle autopsie, nouvelle dose d'arsenic. Cette fois plus de doute, nous tenons le coupable. On instruisit la procédure, et certainement le pauvre fricoteur

aurait payé de sa tête la malencontreuse idée de faire réparer par le chat lui-même la perte qu'il avait causée,
lorsque l'apparition des *Médecins dévoilés*, cet ouvrage
lu et acheté par tous les hommes bien pensants, vint
porter une clarté subite dans l'esprit des juges chargés
d'instruire la procédure. On alla aux investigations, on
sut par les commères que la femme empoisonnée avait été
couverte de peaux de chat, et une ordonnance fut lancée
pour saisir toutes les dépouilles qu'on trouverait encore
dans le domicile du prévenu. Mais une circonstance providentielle vint jeter le plus grand jour sur cette mystérieuse affaire. La descente de justice avait mis en émoi tout
le village. Les perquisitions commencèrent : un jeune
gâte-sauce, gardien de la maison, guidait les agents sa casquette à la main ; mais dès qu'il apprit le but de la visite,
il se hâta de glisser sa coiffure sous la chemise et la pressa
contre sa poitrine pour la dérober à tous les yeux. Ce
mouvement, par sa rapidité, avait échappé aux agents
qui continuèrent leurs recherches ; mais à peine avaient-
ils terminé que leur jeune guide changea de couleur, et
bientôt on vit se manifester tous les symptômes de l'empoisonnement par l'arsenic. On s'empressa autour de lui,
on desserra ses vêtements, et par l'ouverture de sa chemise on retira un objet qu'il serrait encore convulsivement. Le malheureux, séduit par la beauté de la fourrure,
qui avait été jetée dans un coin après l'usage que nous avons
vu, selon la coutume des villageois, en avait fait une coiffure dont il se montrait d'autant plus fier, qu'il la mettait ce jour-là pour la première fois. La pièce de conviction fut saisie par les gendarmes, tandis que le pauvre
empoisonné était couvert de camphre par les loustics du

village, qui savaient leur Raspail par cœur. Aussi on lui
en fit tant avaler que la guérison fut presque immédiate ,
et deux heures après, il allait à l'église faire brûler un cierge
en l'honneur du sauveur du genre humain, le grand saint
Raspail.

Quant au fricoteur innocent et persécuté, on comprend
sans peine que tout fut bientôt éclairci ; on le porta en
triomphe jusqu'à son hôtel, et aujourd'hui, en compagnie
de son digne gâte-sauce, il fricotte de plus belle. Excel-
tissime lecteur, si le hasard vous conduit dans son village, vous sentirez bientôt une forte odeur de camphre ;
laissez-vous conduire par votre olfaction et vous verrez
bientôt devant vous une magnifique enseigne représentant
un personnage la casserole en main, une casquette en
peau de chat sur la tête, et fumant un énorme cigare
Raspail ; au-dessous on lit ces mots : Au grand Vatel. En-
trez de grâce, et vous verrez d'un côté de la salle du res-
taurant l'immortel ouvrage des *Médecins dévoilés*, ri-
chement encadré ; et de l'autre le portrait de l'illustre
camphrier entouré d'une auréole de cigarettes livrés à la
discrétion des visiteurs. Faible témoignage de reconnaissance de la part du cuisinier, qui du reste a fait vœu de
camphrer toutes les sauces pour la plus grande santé du
corps humain et la plus grande gloire du nouveau
Messie.

Le saisissement que vous avez éprouvé à la lecture de
cette véridique histoire, vous a peut-être fait oublier le
grain de froment, cause première de tous ces malheurs ;
mais il en a bien fait d'autres vraiment. Ecoutez plutôt :
l'imprudent fermier opère les semailles, le grain germe
et donne naissance à d'autres grains ; les moineaux du

pays s'abattent en troupes et à peine l'ont-ils avalé qu'ils tombent : le sol en est couvert : les paysans accourent joyeux en pensant à la bonne chère qui leur arrive, et..... Mais j'abuse de votre patience, je vous raconterai le reste une autre fois.

Pourtant, dussè je vous ennuyer, je dirai encore un mot sur cette transmission de l'arsenic des animaux à l'homme si heureusement découverte par l'auteur des *Médecins dévoilés*, et mon dernier mot sera une plainte, une lamentation que je voudrais pouvoir pousser avec l'accent du prophète Jonas parcourant les rues de Ninive : Malheur ! cent fois malheur ! O grand Raspail, défenseur-né de l'innocence persécutée, pourquoi Dieu ne t'inspira-t-il pas l'idée sublime de notre auteur, lorsque, à l'époque d'un procès tristement célèbre, tu offris de trouver dans les chaises et les bancs du prétoire de Tulle, autant d'arsenic que cet infâme doyen de l'infâme Faculté avait eu l'infamie d'en trouver dans le corps du pauvre défunt. Cette proposition ne te valut que des sourires de pitié. Malheur ! cent fois malheur! Quel triomphe pour toi, si, les *Médecins dévoilés* à la main, tu avais dit au jury : On nous accuse d'avoir empoisonné M. Lafarge ! mais, messieurs, ce n'est pas sur ces bancs qu'il faut chercher les coupables. Lisez, lisez, Messieurs, et vous serez convaincus. Les empoisonneurs, ce sont les médecins-vétérinaires qui empoisonnent les moutons et les porcs avec leurs médicaments arsenicaux, et cès pauvres bêtes nous transmettent le poison qui les a dévorés. Or, messieurs, voulez-vous savoir ce que M. Lafarge avait mangé la veille de sa maladie : une côtelette de mouton ;

et le matin même de sa mort : une tranche de lard ! Ces derniers mots auraient suffi pour convaincre le jury limousin ; l'exécrable doyen aurait été honni, conspué, assommé peut-être, et Mme Lafarge, nouvelle Geneviève de Brabant, aurait reçu les excuses très-humbles de la magistrature, et son nom béni eût été placé dans les prières de l'Eglise à côté de celui de la Sainte-Vierge, car sans doute la cour de Rome l'eût canonisée de son vivant ; tandis qu'aujourd'hui... Ah ! laissez-moi répéter avec toute l'énergie dont je suis capable : Malheur ! cent fois malheur ! Regrets éternels à toi, ô Raspail, qui n'avais pas alors toute l'autorité que t'a donnée depuis le camphrage universel ! Regrets éternels, car le livre des *Médecins dévoilés* devait jaillir d'un autre cerveau que le tien.

Arrêtons-nous, il en est temps, et je n'ai plus qu'un mot à dire : si, comme on l'assure, cet ouvrage a été écrit avec une plume tombée du bout de l'aile d'un industrieux perroquet qui, en fait de bavardage, n'en est pas à son coup d'essai, — il y a gagné ses lettres de noblesse, — nous adressons nos compliments sincères à l'oiseau et au maître qui a eu l'heureuse idée de l'employer ; oiseau et maître, en effet, étaient bien dignes de s'entendre. Aussi nous dit-on, qu'ils sont enchantés l'un de l'autre : l'oiseau-écrivain a reçu une récompense proportionnée à son beau travail. Joignez à cela les dix mille francs gagnés à cet exécrable matérialiste, le médecin Rochoux, et vous direz avec moi : Non jamais volatile n'eut un plus beau succès ! Courage donc, ô mon beau Jacquot, courage, tu voulais frapper juste ces vilains médecins, eh bien, tu as atteint

le point *de mire-cours*, cours encore, et tu arriveras à la
posterité. C'est la grâce que je te souhaite au nom du
Père, du Fils et du Saint-Esprit.

FIN.

PARIS. — IMP. D'ÉDOUARD BAUTRUCHE,
rue de la Harpe, 90.